" Je m'en fous, je suis un Ours ! "

L'art de perdre son temps
L'art de prendre son temps
Le bonheur de vivre tout simplement

Le Bonheur de faire la Sieste

Victor Soleil ☀

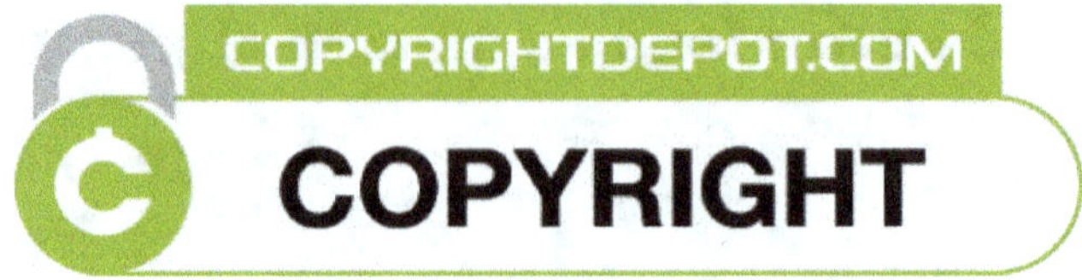

COPYRIGHTDEPOT.COM
COPYRIGHT

Dans la douce quiétude de la forêt, il existe un art souvent méconnu par les hommes pressés : **l'art de ne rien faire.** C'est une discipline que nous, les ours, maîtrisons à la perfection. Entre les arbres majestueux et les rivières chantantes, nous trouvons la sagesse dans l'immobilité et la tranquillité.

La journée commence avec un soupir paisible alors que les rayons du soleil filtrent à travers les feuillages. Allongé sur un tapis de mousse, je contemple le ciel changeant. Chaque nuage qui passe raconte une histoire différente, une histoire que l'on ne peut comprendre qu'en prenant le temps de l'écouter.

Faire une pause, c'est honorer le moment présent. C'est permettre à l'esprit de vagabonder librement, sans contraintes ni attentes. Dans cette sérénité, les pensées se clarifient, les soucis se dissipent. **Une sieste s'impose, bien sûr. C'est un rituel sacré, une parenthèse de douceur où le monde extérieur cesse d'exister, remplacé par un rêve tranquille.**

L'art de ne rien faire, c'est aussi savourer chaque instant. Le murmure du vent, le parfum des fleurs, la sensation du soleil caressant la fourrure. C'est dans ces moments de quiétude que l'on trouve la vraie richesse de la vie.

Alors, chers amis humains, apprenez de nous, les ours. Prenez le temps de vous arrêter, de respirer, de simplement être. Car c'est dans ces moments de pause que l'on trouve souvent les réponses que l'on cherchait désespérément. Une sieste s'impose, une pause s'impose, et vous verrez, le monde continuera de tourner, mais avec un éclat nouveau, plus lumineux et apaisant.

Bon

Alors on commence par quoi ?

Du miel

Une sieste

Bon allez je dois écrire un livre

Oh la flemme pfff

Chat gpt viens par ici

Écris moi un livre sur le bonheur d'être paresseux

Eh non le bonheur d'être un ours heureux…

Eh improvise

Voila

Merci

Pendant ce temps je vais roupiller

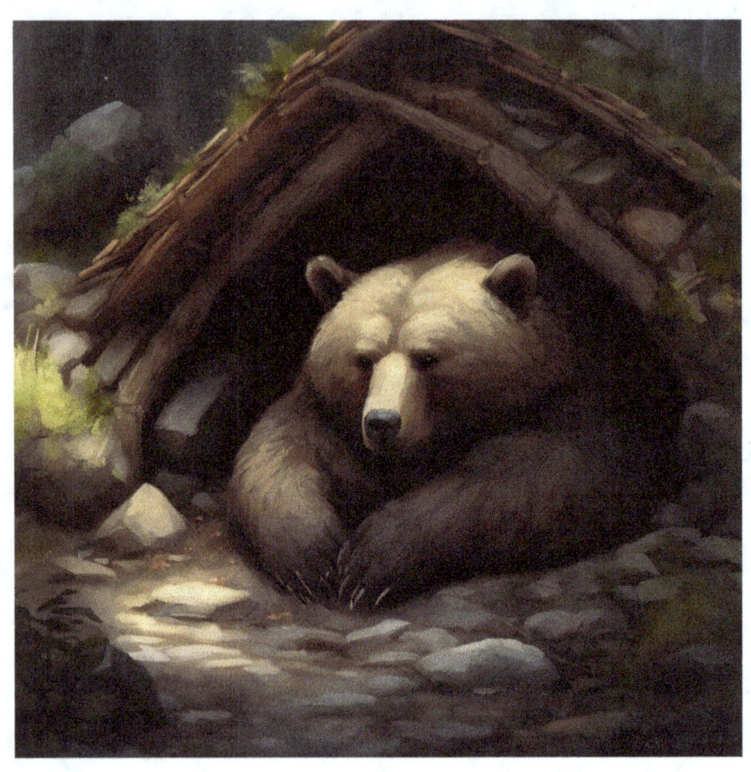

Et ne me dérangez pas
C'est important le sommeil réparateur 🤣

Si tu me dérange pendant ma sieste, je te mange !!

Je m'en fous, je suis un ours 🐻

Sommaire

Mise en bouche

Partie 1

Chapitre 1 : La Philosophie de l'Ours

Chapitre 2 : Le Guide du paresseux joyeux

Chapitre 3 : La Paresse à Travers les Âges

- De l'antiquité à nos jours :
Les grands paresseux de l'histoire
- La paresse dans la littérature et le cinéma

Chapitre 4 : Les Techniques Avancées de Paresse

- La méditation de l'ours : Zen sans effort
- La procrastination productive :
Faire semblant d'être occupé
- La paresse en société : Comment survivre aux
attentes sociales

Une pause s'impose

Chapitre 5 : La Paresse et la Technologie

- Les applications et gadgets pour paresseux
- Les réseaux sociaux :
 Un paradis pour les ours modernes
- Télétravail et paresse : L'équilibre parfait

Partie 2

Conseils pour Dormir Profondément et Récupérer"

Chapitre 2 : Préparer la Tanière

Oui le chapitre 1 je l'ai mangé

- Créer un Environnement Propice
    - Température de la Tanière
    - Luminosité et Bruit
    - Confort de la Litière
- Les Habitudes à Éviter avant de Dormir
    - Écrans et Lumière Bleue
    - Repas et Boissons

Chapitre 3 : Méthodes pour s'Endormir Rapidement
- Techniques de Relaxation
    - Respiration Profonde de l'Ours
    - Méditations
    - Relaxation Musculaire Progressive
- Rituels du Coucher
    - Lecture d'Histoire
    - Journaling
    - Musique Apaisante de la Forêt

Introduction

Mise en bouche

Pourquoi un ours ? Pourquoi la paresse ?

Imaginez un instant la vie d'un ours. Rien que d'y penser, on sent déjà une douce torpeur nous envahir. L'ours est la créature par excellence de la tranquillité et de la sérénité. Il passe une grande partie de sa vie à dormir, à se prélasser et à profiter des plaisirs simples de la vie. **Pourquoi un ours, me direz-vous ? Parce que l'ours incarne parfaitement l'art de ne rien faire, tout en vivant pleinement chaque instant.**

L'ours ne se précipite jamais. Il sait que la vie n'est pas une course, mais une promenade tranquille à travers les saisons. Quand l'hiver arrive, il s'enroule dans sa caverne et entre en hibernation, une période de sommeil profond qui pourrait rendre jaloux même les plus grands amateurs de sieste. Imaginez pouvoir vous reposer pendant des mois, sans la moindre préoccupation. Quelle belle image de la paresse assumée et célébrée !

Mais la paresse n'est pas seulement une question de sommeil. C'est une philosophie de vie, un art de vivre.

Dans notre société moderne, nous sommes constamment bombardés par des injonctions à être productifs, efficaces, occupés. La paresse, quant à elle, nous invite à ralentir, à prendre le temps de savourer chaque moment, à apprécier les plaisirs simples.

Les bienfaits de la paresse : Un art de vivre

Contrairement à ce que l'on pourrait croire, la paresse n'est pas synonyme de fainéantise ou de manque d'ambition. **Au contraire, elle peut être une source de bien-être et de créativité**. En prenant le temps de ne rien faire, nous permettons à notre esprit de vagabonder, de rêver, de créer. De nombreuses idées géniales sont nées de moments de pure oisiveté.

La paresse nous apprend également à écouter notre corps et notre esprit. Elle nous rappelle l'importance du repos, de la détente, de la contemplation. **Dans un monde où tout va toujours trop vite, la paresse est un acte de résistance, une manière de reprendre le contrôle de notre temps et de notre vie.**

En tant qu'ours de la modernité, je vous invite à explorer avec moi ce petit traité de la paresse. Ensemble, nous découvrirons comment adopter une vie plus douce, plus lente, et surtout plus heureuse.

 Alors, prenez une grande inspiration, installez-vous confortablement, et laissez-vous guider par la sagesse de l'ours. La paresse n'a jamais été aussi belle.

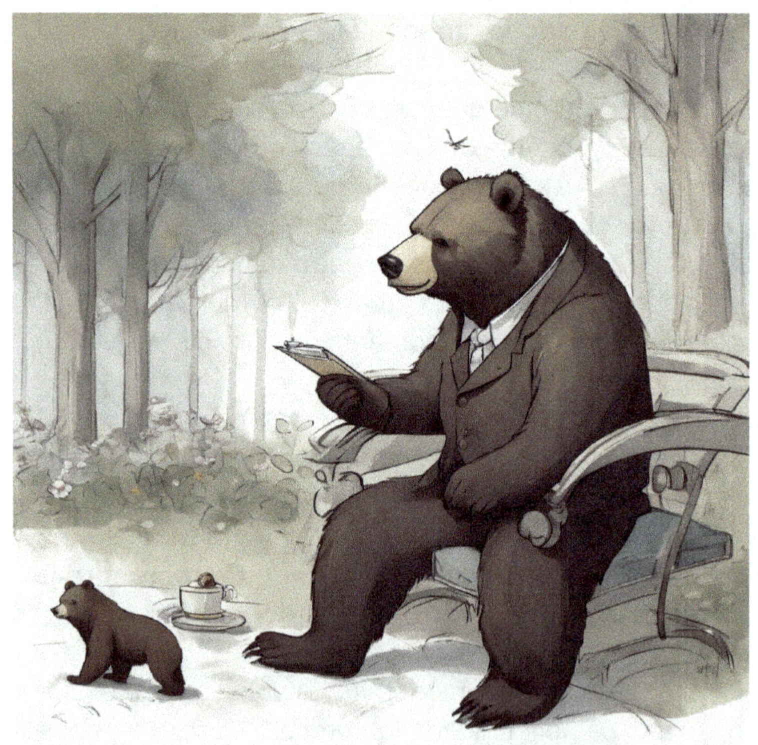

La vie lente : Prendre son temps, c'est prendre soin de soi

Dans un monde où tout semble aller toujours plus vite, où chaque minute de notre journée est planifiée et optimisée, il est bon de se rappeler que la lenteur a ses vertus. L'ours, par nature, vit à un rythme tranquille.

Chaque geste, chaque déplacement est mesuré, empreint de sérénité. **En adoptant la philosophie de l'ours, nous apprenons à savourer chaque instant, à apprécier la beauté du moment présent.**

Prendre son temps, c'est prendre soin de soi. C'est écouter son corps, ses besoins, et respecter ses limites.

C'est s'autoriser à flâner, à rêvasser, à se perdre dans ses pensées sans culpabilité. La vie lente est une invitation à redécouvrir les plaisirs simples : une promenade en forêt, un bain de soleil, une conversation sans hâte avec un ami. En ralentissant, nous offrons à notre esprit et à notre corps l'espace nécessaire pour se ressourcer et se régénérer.

La sieste : Un rituel sacré

Pour l'ours, la sieste est bien plus qu'un simple moment de repos. C'est un véritable rituel, un instant sacré où le temps semble suspendu. **La sieste est une pause bienfaisante au milieu de la journée, une parenthèse de douceur qui permet de recharger les batteries et de retrouver son énergie.**

Adopter la sieste dans notre quotidien, c'est s'offrir **un cadeau précieux**. Quelques minutes de sommeil peuvent transformer notre journée, nous rendre plus alertes, plus créatifs, et surtout, plus heureux. La sieste est une pratique universelle, adoptée par de nombreuses cultures à travers le monde. Elle est le symbole d'une vie équilibrée, où le repos est aussi important que l'activité.

Alors, pourquoi ne pas vous accorder ce petit luxe ?

Trouvez un endroit confortable, fermez les yeux, et laissez-vous glisser doucement dans les bras de Morphée. Vous verrez, après une bonne sieste, le monde semblera plus lumineux, plus doux, et vous serez prêt à affronter le reste de la journée avec sérénité.

L'hibernation : Le summum de la paresse

L'hibernation est sans doute l'expression ultime de la paresse chez l'ours. Pendant plusieurs mois, l'ours se retire du monde, s'installe dans sa tanière et plonge dans un sommeil profond. **Ce long repos est essentiel pour sa survie**, lui permettant de conserver son énergie pendant les mois d'hiver où la nourriture se fait rare.

L'hibernation est une métaphore puissante pour notre propre besoin de se déconnecter, de faire une pause, de prendre du recul. Dans notre société hyperconnectée, il est vital de s'accorder des moments d'hibernation, de se débrancher du flux constant d'informations et de sollicitations. Ces périodes de retrait nous permettent de nous recentrer, de réfléchir à nos aspirations, et de revenir à l'essentiel.

En suivant l'exemple de l'ours, nous pouvons apprendre à mieux écouter notre corps et notre esprit, à respecter nos rythmes naturels et à nous offrir le repos dont nous avons besoin. **L'hibernation, loin d'être une perte de temps, est une étape cruciale pour notre bien-être et notre équilibre.**

En adoptant la philosophie de l'ours, nous découvrons une nouvelle manière de vivre, plus douce, plus lente, et infiniment plus enrichissante.

La vie lente, la sieste, l'hibernation : autant de pratiques qui nous invitent à chérir chaque instant et à cultiver la paresse comme un art de vivre.

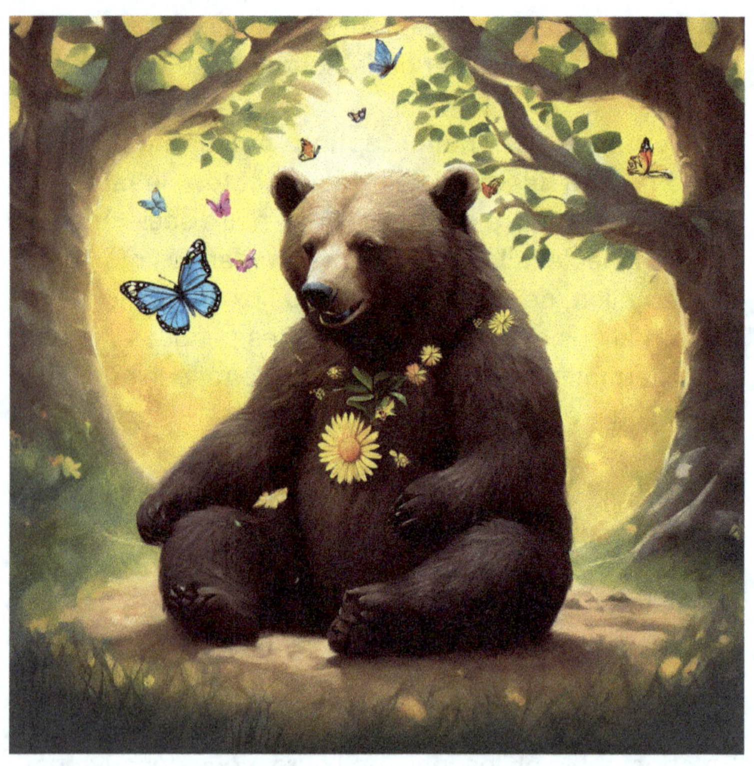

Chapitre 2 : Le Guide du paresseux joyeux

Comment éviter les tâches désagréables avec style

La vraie clé pour devenir un ours joyeux réside dans l'art de contourner les tâches désagréables tout en gardant une allure irréprochable. L'ours, dans sa sagesse naturelle, sait comment éviter les désagréments sans perdre son calme. Voici quelques stratégies pour y parvenir :

1. La procrastination maîtrisée :

Reportez les tâches ennuyeuses à plus tard, mais avec style. Utilisez ce temps pour vous adonner à des activités qui vous plaisent vraiment. **Être un ours, c'est savoir jongler avec les priorités sans stress**.

2. La technique du "détour créatif" :

Transformez une tâche désagréable en une activité plus plaisante. Si vous devez nettoyer, faites-le en écoutant votre musique préférée ou en écoutant un podcast intéressant.

3. La diplomatie du refus :

Apprenez l'art de dire non avec élégance. Expliquez que vous avez d'autres priorités ou que vous n'êtes pas la meilleure personne pour cette tâche. Faites-le avec courtoisie et assurance.

L'art de déléguer sans culpabilité

L'ours sait qu'il ne peut pas tout faire seul et n'hésite pas à déléguer quand c'est nécessaire. Déléguer est une compétence essentielle mais il faut savoir le faire sans culpabilité. Voici comment :

1. Identifiez vos alliés :

Trouvez des personnes de confiance à qui déléguer certaines tâches. Que ce soit au travail ou à la maison, entourez-vous de gens compétents et fiables.

2. Communiquez avec clarté :

Quand vous déléguez, soyez clair sur ce que vous attendez. Donnez des instructions précises et assurez-vous que la personne comprend bien la tâche.

3. Montrez de la gratitude :

Remerciez toujours ceux qui vous aident.
Montrez-leur que vous appréciez leur soutien.

 La reconnaissance est une monnaie précieuse qui
renforce les relations et facilite les prochaines
délégations.

Le plaisir de ne rien faire :

Une journée type d'un ours

Pour l'ours, ne rien faire est un art de vivre. Voici à quoi
pourrait ressembler une journée type, où chaque
moment est savouré sans précipitation :

1. Matinée tranquille :

Réveillez-vous sans alarme, en suivant votre rythme
naturel. Prenez le temps de vous étirer et de profiter du
calme du matin. Préparez un petit déjeuner que vous
dégusterez lentement, peut-être en regardant par la
fenêtre ou en lisant un livre.

2. Balade en plein air :

Sortez pour une promenade dans la nature.

Laissez-vous porter par vos pas, sans objectif précis.
Respirez profondément et profitez des sons et des
odeurs de la nature.

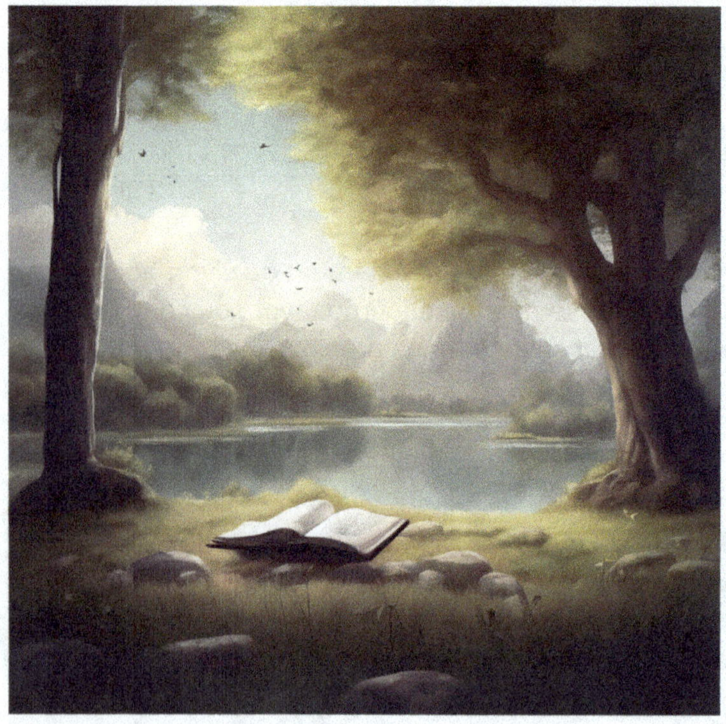

3. Sieste régénérante :

Accordez-vous une sieste en début d'après-midi.

Trouvez un endroit confortable et laissez-vous aller à un sommeil réparateur. Vous vous réveillerez avec une nouvelle énergie pour le reste de la journée.

4. Activités plaisantes :

Consacrez l'après-midi à des activités qui vous plaisent vraiment : lire, dessiner, écouter de la musique, ou simplement rêvasser. **L'important est de faire ce qui vous rend heureux.**

5. Repas convivial :

Préparez un dîner simple mais savoureux. Prenez le temps de cuisiner et de manger en pleine conscience.

Si possible, partagez ce repas avec des êtres chers.

6. Soirée détente :

Terminez la journée en douceur. Prenez un bain chaud, regardez un film ou méditez. Préparez-vous à une nuit de sommeil paisible en évitant les écrans et les distractions.

En suivant ces principes, vous pouvez adopter le mode de vie de l'ours joyeux. **Vous apprendrez à apprécier la lenteur, à déléguer sans culpabilité et à savourer le plaisir de ne rien faire.**

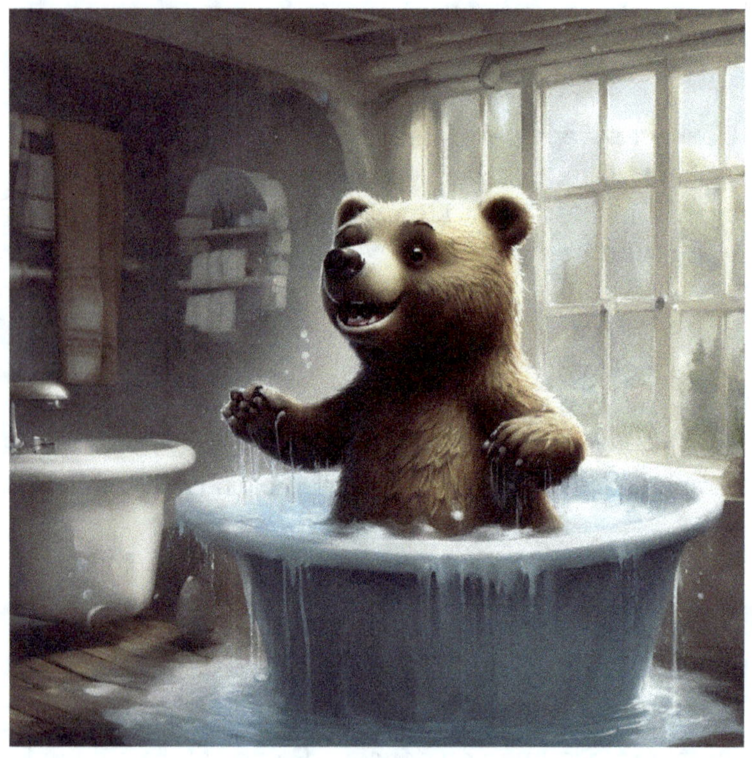

Chapitre 3 : La Paresse à Travers les Âges

De l'antiquité à nos jours :

Les grands paresseux de l'histoire

Pfff

Tu peux sauter ce chapitre si tu veux

La paresse a traversé les siècles et a donné naissance à de nombreux personnages célèbres qui ont su embrasser ce mode de vie avec panache. Voici quelques-uns des grands paresseux de l'histoire :

1. Diogène (4ème siècle av. J.-C.) : Philosophe grec connu pour son mode de vie simple et détaché de tout. Diogène préférait passer son temps à se prélasser au soleil plutôt que de se plier aux contraintes de la société.

Diogène était un philosophe grec célèbre pour son mode de vie simple et son attitude provocatrice. L'histoire de Diogène et Alexandre le Grand est un épisode bien connu de la philosophie antique.

Un jour, Alexandre le Grand, le puissant conquérant de l'époque, se rendit à Corinthe où Diogène vivait dans un tonneau. Curieux d'entendre parler de ce philosophe excentrique, Alexandre le Grand décida de lui rendre visite.

Il trouva Diogène allongé au soleil, profitant de la chaleur. Impressionné par la renommée de Diogène, Alexandre lui demanda s'il avait besoin de quelque chose. Diogène, qui méprisait la richesse et le pouvoir, répondit simplement : **"Ôte-toi de mon soleil !"**

Cette réponse désinvolte et insolente surprit Alexandre, mais au lieu de se vexer, il admira le courage et la liberté d'esprit de Diogène. Il aurait alors dit : **"Si je n'étais pas Alexandre, j'aimerais être Diogène."**

Cette anecdote illustre la philosophie de Diogène, qui prônait la simplicité, le détachement matériel et la recherche de la vérité. Sa réponse à Alexandre le Grand était une façon de souligner que la richesse et le pouvoir ne sont pas essentiels pour trouver le bonheur et la satisfaction dans la vie.

Diogène est souvent considéré comme un exemple de vie ascétique et d'indépendance intellectuelle.

Son attitude provocatrice et son style de vie minimaliste ont inspiré de nombreux philosophes et penseurs à travers les siècles.

2. Charles Baudelaire (19ème siècle) : Poète français célèbre pour son œuvre "Les Fleurs du Mal". Baudelaire était souvent considéré comme un dandy paresseux, préférant flâner dans les salons littéraires et les cafés plutôt que de travailler.

3. Oscar Wilde (19ème-20ème siècle) : Écrivain et dramaturge irlandais connu pour son esprit brillant et son amour du luxe. Wilde était souvent critiqué pour sa paresse apparente, mais il considérait la paresse comme une forme d'art.

4. Lebowski (1998) : Personnage principal du film "The Big Lebowski" des frères Coen. Lebowski, surnommé "The Dude", est un fainéant professionnel qui préfère boire des White Russians et jouer au bowling plutôt que de se soucier des responsabilités.

Dans le film "The Big Lebowski", le personnage du Duc, également connu sous le nom de Jeff Lebowski, incarne une vision unique de la paresse et une philosophie de vie singulière.

Le Duc nous enseigne que le bonheur peut être trouvé dans l'acceptation de soi, le détachement des attentes et la recherche du plaisir dans les choses simples de la vie.

Le Duc est un homme qui semble vivre au rythme de son propre tempo. Il évite les responsabilités et préfère se consacrer à ses passe-temps, comme le bowling et la consommation de substances illicites. Pour certains, cela pourrait sembler une vie de fainéantise, mais **le Duc sait parfaitement comment transformer cette apparente paresse en un art de vivre.**

Ce qui distingue le Duc, c'est son aptitude à trouver le bonheur dans l'instant présent. Il ne se laisse pas submerger par les pressions de la société ou les attentes des autres. Au lieu de cela, il embrasse sa paresse comme un moyen de se libérer des contraintes et des jugements extérieurs. Pour lui, le bonheur réside dans le fait de profiter de chaque instant, de s'immerger dans le plaisir et de s'éloigner des tracas du quotidien.

Le Duc possède une sagesse particulière, celle de savoir que le bonheur ne se trouve pas dans la course effrénée vers le succès matériel ou dans la recherche incessante de la perfection. Il préfère vivre une vie simple, entouré de ses amis et de ses plaisirs personnels.

Il trouve la joie dans les petites choses de la vie, comme un bon joint, une partie de bowling entre amis ou simplement se détendre devant un bon film.

En tant que personnage, le Duc nous rappelle que le bonheur ne se limite pas à une définition conventionnelle. Il nous montre qu'il est possible de trouver la paix et la satisfaction en embrassant notre propre rythme, en acceptant nos imperfections et en trouvant du plaisir dans les moments de détente.

Sa philosophie de vie nous rappelle que le bonheur réside avant tout dans notre capacité à nous aimer et à vivre selon nos propres termes.

Alors, que l'on considère le Duc comme un homme paresseux ou comme un visionnaire du bonheur, il ne fait aucun doute que sa sagesse et sa philosophie de vie unique nous invitent à repenser notre propre conception du bonheur. Peut-être que, comme le Duc, nous pouvons trouver notre propre définition du bonheur en embrassant notre paresse et en trouvant du plaisir dans les choses simples de la vie.

La paresse dans la littérature et le cinéma

La paresse a également inspiré de nombreux auteurs et réalisateurs à travers les siècles. Voici quelques exemples de la représentation de la paresse dans la littérature et le cinéma :

1. "L'Étranger" (1942) d'Albert Camus :

Le personnage principal, Meursault, est souvent perçu comme paresseux car il ne se conforme pas aux normes sociales et ne manifeste pas d'émotions de manière conventionnelle.

2. "Le Seigneur des Anneaux" (1954-1955)
de J.R.R. Tolkien :

Les hobbits, en particulier Bilbo et Frodo, sont souvent décrits comme des personnages paisibles et amateurs de confort, préférant éviter les ennuis plutôt que de se lancer dans des quêtes héroïques.

3. "La Grande Bellezza" (2013) de Paolo Sorrentino :

Ce film italien met en scène un écrivain fainéant qui passe ses journées à profiter de la vie mondaine à Rome, sans vraiment accomplir quoi que ce soit de significatif.

Ces exemples illustrent la façon dont la paresse a été
représentée et explorée dans la culture à travers les
siècles. Que ce soit à travers des personnages
historiques ou fictifs, la paresse a toujours suscité
l'intérêt et la réflexion.

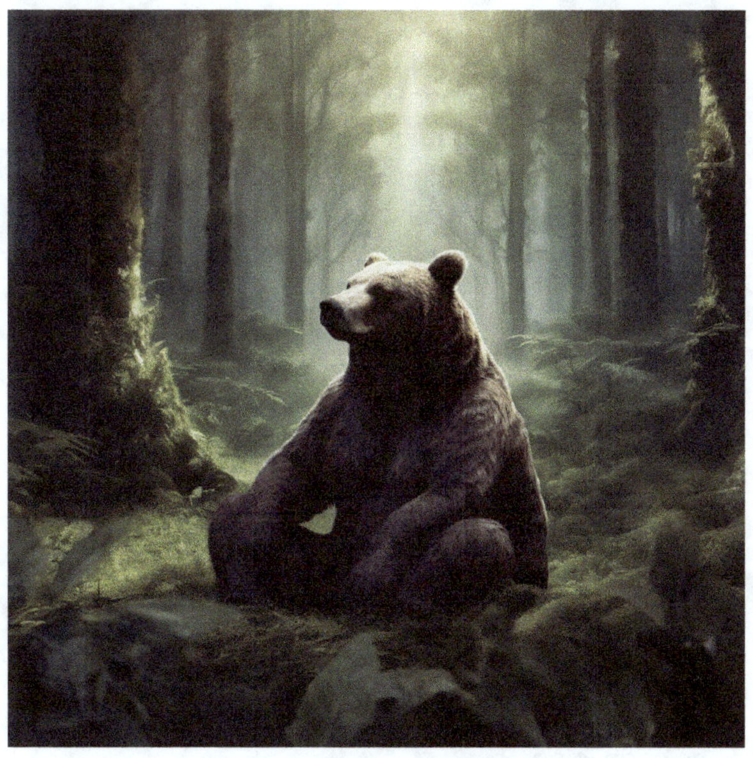

Hommage à mon film préféré

Alexandre le bienheureux

"Alexandre le bienheureux" est un film français réalisé
par Yves Robert et sorti en 1968. C'est une comédie qui
raconte l'histoire d'Alexandre, un paysan paresseux qui
décide de se mettre en grève et de profiter de la vie.

Le film se déroule dans un petit village rural français.
Alexandre, interprété par Philippe Noiret, est un homme
qui vit une vie monotone et répétitive. Fatigué de
travailler dur, il décide un jour de se mettre en grève et
de ne plus rien faire. Il passe ses journées à se reposer,
à se promener dans la nature et à profiter des plaisirs
simples de la vie.

Au fur et à mesure que l'histoire progresse, Alexandre
inspire les autres villageois à remettre en question leur
propre mode de vie. Certains le rejoignent dans sa
grève de paresse, tandis que d'autres essaient de le
faire revenir à la réalité.

Le film aborde des thèmes tels que la liberté, la
recherche du bonheur et la remise en question des
conventions sociales. Il offre une réflexion humoristique
sur la place du travail dans nos vies et sur la quête de
sens et de joie.

"Alexandre le bienheureux" est considéré comme un classique du cinéma français. Il a été salué pour son humour subtil, sa poésie visuelle et la performance de Philippe Noiret dans le rôle principal. Le film offre une escapade agréable et légère, tout en invitant les spectateurs à réfléchir sur leur propre rapport au travail et à la vie.

Si vous ne l'avez pas encore vu, je vous recommande vivement de découvrir ce film plein de charme et d'humour !

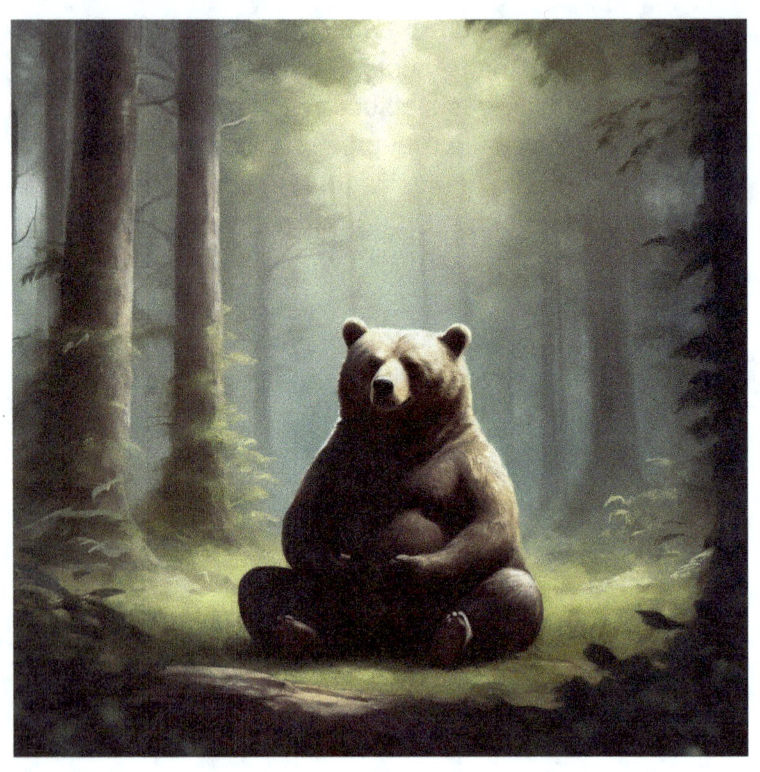

Chapitre 4 : Les Techniques Avancées de Paresse

La méditation de l'ours : Zen sans effort

La méditation de l'ours est une technique avancée de paresse qui consiste à atteindre un état de calme et de détente profonde sans effort. Inspirée par le mode de vie des ours, cette technique permet de se reposer et de se ressourcer en toute tranquillité. Voici comment pratiquer la méditation de l'ours :

1. Trouvez un endroit calme et confortable où vous pouvez vous allonger ou vous asseoir confortablement.

2. Fermez les yeux et concentrez-vous sur votre respiration. Laissez votre souffle devenir naturel et régulier.

3. Imaginez-vous dans un environnement naturel, entouré de montagnes, de forêts et de tranquillité. Visualisez-vous en train de vous détendre comme un ours dans sa tanière.

4. Laissez votre corps se relâcher complètement, en relâchant toutes les tensions et en laissant aller toutes les pensées et les préoccupations.

5. Restez dans cet état de calme et de tranquillité aussi longtemps que vous le souhaitez, en savourant simplement le moment présent.

La méditation de l'ours permet de se connecter avec la nature et d'apaiser l'esprit sans avoir à faire le moindre effort. C'est une technique idéale pour se reposer et recharger ses batteries.

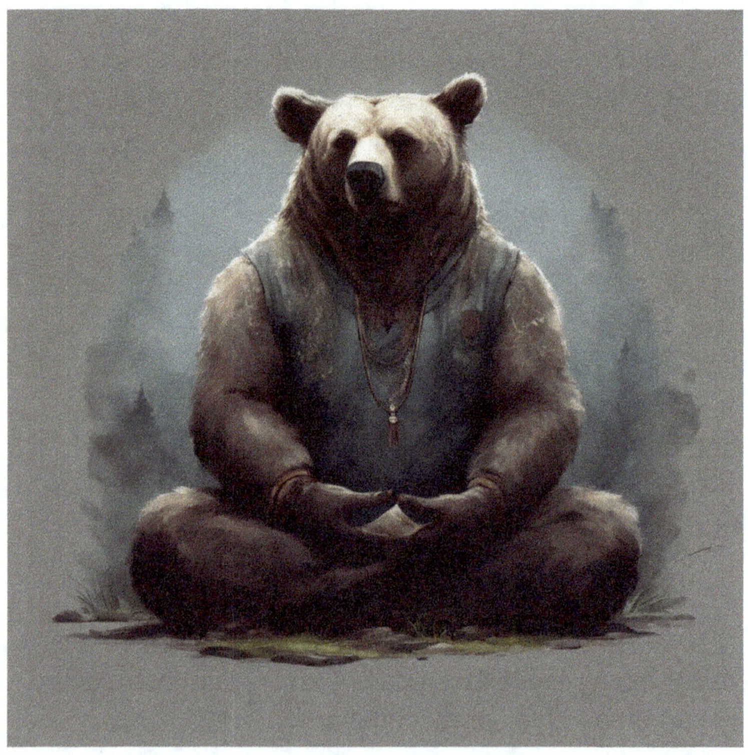

La procrastination productive :

Faire semblant d'être occupé

La procrastination productive est une technique astucieuse qui consiste à faire semblant d'être occupé tout en évitant réellement de travailler dur.

Voici comment pratiquer la procrastination productive :

1. Choisissez une tâche moins importante ou moins urgente que vous pouvez effectuer à la place de celle que vous devriez réellement faire. Il peut s'agir de tâches ménagères, de lire des articles intéressants en ligne, ou même de faire une sieste rapide.

2. Faites en sorte que cette tâche moins importante semble être liée à votre travail principal. Par exemple, si vous devez rédiger un rapport, vous pouvez prétendre que la recherche en ligne que vous effectuez est une partie essentielle de votre processus de création.

3. Présentez vos activités de procrastination productive comme des pauses nécessaires pour stimuler votre créativité et votre productivité. Cela permettra de justifier votre comportement auprès des autres et de vous-même.

4. N'oubliez pas de rester vigilant et de ne pas vous laisser emporter par la procrastination non productive. L'objectif est de trouver un équilibre entre le repos et le travail, en maximisant votre temps de détente tout en accomplissant vos tâches essentielles.

La procrastination productive peut sembler paradoxale, mais elle permet de trouver un moyen de se détendre tout en ayant l'impression d'être productif. C'est une technique utile pour ceux qui souhaitent éviter les tâches fastidieuses tout en maintenant une apparence d'activité.

La paresse en société :

Comment survivre aux attentes sociales

La paresse en société peut être un défi, car il existe souvent des attentes sociales qui nous poussent à être constamment occupés et productifs. Voici quelques conseils pour survivre aux attentes sociales et embrasser la paresse :

1. Apprenez à dire non :

N'ayez pas peur de refuser des invitations ou des demandes qui ne vous intéressent pas ou qui ne correspondent pas à vos besoins de repos. Priorisez votre bien-être et votre énergie.

2. Fixez des limites claires :

Établissez des limites claires en termes de temps et d'énergie que vous êtes prêt à consacrer aux autres. Ne vous sentez pas obligé de tout faire pour tout le monde.

3. Pratiquez l'art du "faire semblant" :

 Apprenez à faire semblant d'être occupé lorsque vous préférez vous reposer. Utilisez des excuses comme "J'ai déjà des engagements" ou "Je suis en train de travailler sur un projet important".

4. Entourez-vous de personnes qui comprennent et respectent votre besoin de paresse. Cherchez des amis et des proches qui partagent votre philosophie de vie et....

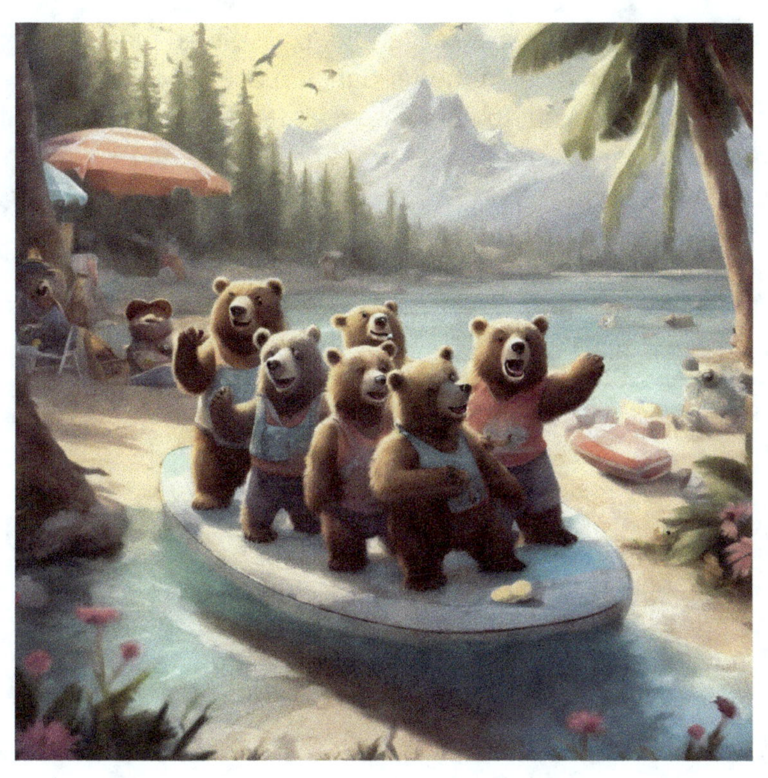

Une pause s'impose

il est essentiel de s'accorder une pause bien méritée. Laissez-moi vous emmener dans un court moment de détente, une véritable bouffée d'air frais au milieu des pages.

Fermez les yeux et imaginez-vous dans une forêt paisible, entouré(e) de grands arbres majestueux. Vous vous installez confortablement sur un tapis de mousse doux et moelleux. Le soleil filtre à travers les feuilles, créant un jeu de lumière apaisant.

Inspirez profondément, sentez l'air frais emplir vos poumons. Ressentez la détente s'installer progressivement dans votre corps, libérant toutes les tensions accumulées. À chaque expiration, relâchez les soucis et laissez votre esprit se délester du poids du quotidien.

Écoutez attentivement les bruits de la nature qui vous entourent. Les oiseaux chantent doucement, créant une mélodie apaisante. Le murmure d'un ruisseau proche vous berce, vous invitant à vous abandonner à la tranquillité de l'instant présent.

Laissez-vous envelopper par la nature, laissez son énergie curative vous envahir.

Sentez la douce caresse de la brise sur votre peau, vous rappelant que vous êtes vivant(e) et connecté(e) à ce monde qui vous entoure.

Dans ce moment de pause, accordez-vous la permission de ne rien faire. Libérez-vous de toute culpabilité liée à la paresse. Car ici, dans cette forêt imaginaire, il n'y a pas de jugements ni d'obligations. Vous avez le droit de vous reposer, de vous ressourcer et de prendre soin de vous.

Prenez le temps de contempler la beauté qui vous entoure. Observez les nuances de vert des feuilles, la danse des papillons parmi les fleurs sauvages. Laissez cette nature luxuriante vous rappeler que la paresse peut être une source d'inspiration, une invitation à ralentir et à apprécier les petites joies de la vie.

Lorsque vous serez prêt(e) à revenir à la réalité, ouvrez doucement les yeux. Gardez en vous cet instant de détente, cette sensation de légèreté et de paix. Rappelez-vous que vous pouvez toujours revenir dans cette forêt intérieure, où la paresse est célébrée et où le repos est un acte de résistance face à l'agitation du monde.

Reprenez votre lecture, portant avec vous cette pause régénératrice. Laissez le livre vous guider dans les méandres de la paresse, vous invitant à explorer les recoins de votre esprit et à embrasser la beauté de la lenteur.

Car après tout, dans ce monde trépidant, une pause s'impose. Et c'est dans ces moments de calme que nous trouvons la clarté, la créativité et la sérénité nécessaires pour avancer dans notre parcours de vie.

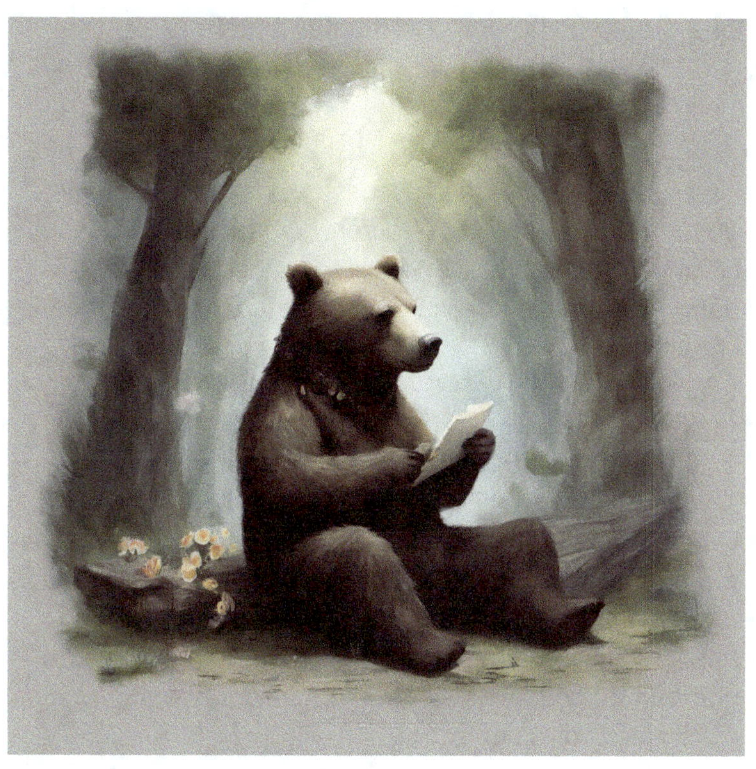

Voila pas trop vite
On reprend doucement

Chapitre 5

Il explore le thème de la paresse et de la technologie, en mettant en lumière les différentes façons dont la technologie peut faciliter notre tendance naturelle à la paresse. Voici un aperçu des sujets abordés dans ce chapitre :

1. Les applications et gadgets pour paresseux :

Ce segment examine les différentes applications mobiles et gadgets qui sont spécialement conçus pour rendre notre vie plus facile et moins exigeante. Des applications de livraison de nourriture aux gadgets de domotique, ces outils visent à minimiser nos efforts et à maximiser notre confort.

2. Les réseaux sociaux :

Un paradis pour les ours modernes :

Cette section met en évidence comment les réseaux sociaux peuvent être un refuge pour les personnes paresseuses. En permettant de rester connecté avec les autres sans avoir à sortir de chez soi, les réseaux sociaux offrent un moyen pratique de socialiser sans trop d'effort physique.

3. Télétravail et paresse :

L'équilibre parfait :

Le télétravail est devenu de plus en plus courant, offrant aux travailleurs la possibilité de travailler depuis chez eux. Cette partie explore comment le télétravail peut être à la fois bénéfique pour les paresseux et productif pour les employés. Il souligne l'importance de trouver un équilibre entre la détente et la productivité tout en travaillant à domicile.

En explorant ces sujets, le chapitre 5 examine comment la technologie peut être utilisée pour faciliter notre paresse et comment nous pouvons trouver un équilibre entre la paresse et la productivité dans notre vie quotidienne.

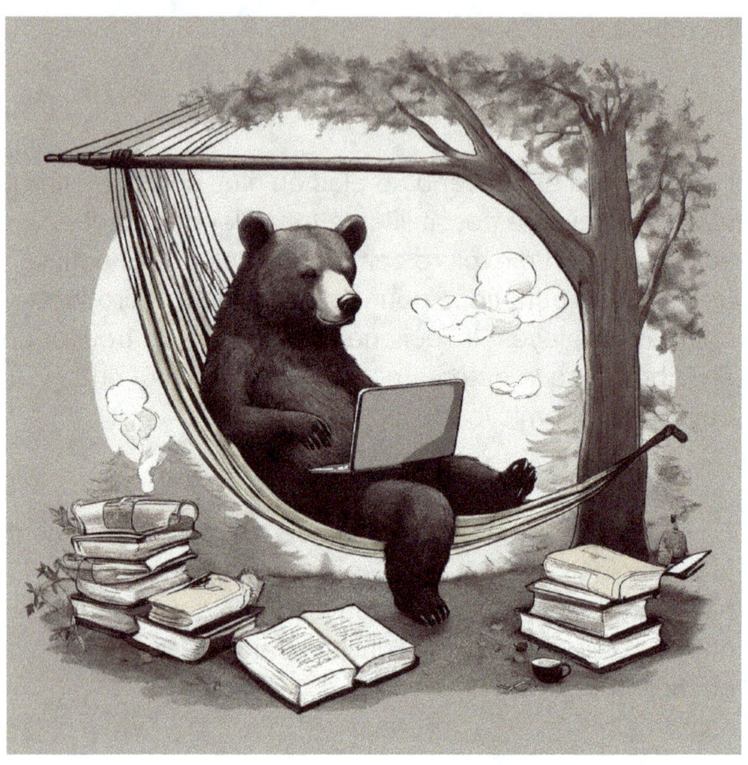

Chapitre 6 : La Paresse et la Santé

Ah, la paresse et la santé, deux concepts qui semblent s'opposer... Mais ne vous inquiétez pas, dans ce chapitre, nous allons vous montrer comment la paresse peut en réalité contribuer à votre bien-être. Attachez vos ceintures, car nous allons plonger dans ce monde de confort et de santé paresseuse.

1. Dormir, c'est guérir : Les bienfaits du sommeil

Ah, le sommeil, cette activité si chère à nos cœurs
paresseux. Mais saviez-vous que le sommeil est en
réalité bénéfique pour notre santé ? Oui, vous avez bien
entendu, le fait de passer de longues heures dans les
bras de Morphée peut en fait nous aider à guérir et à
nous sentir mieux. Alors, préparez votre oreiller et votre
couverture, et plongez dans le monde merveilleux du
sommeil réparateur.

2. La cuisine paresseuse :

Recettes express pour ours affamés

La cuisine, une activité qui peut sembler épuisante,
mais qui peut aussi être simplifiée pour les paresseux.
Dans cette partie, nous vous présenterons des recettes
express pour satisfaire votre appétit sans trop d'efforts.

Des plats simples, rapides et délicieux qui vous
permettront de vous régaler sans passer des heures en
cuisine. Car après tout, pourquoi se fatiguer quand on
peut manger de délicieux plats préparés en un rien de
temps ?

3. Le sport sans effort : Exercices pour paresseux

Le sport, une activité qui peut sembler intimidante pour les paresseux. Mais ne vous inquiétez pas, nous avons la solution parfaite pour vous : des exercices spécialement conçus pour les paresseux. Oubliez les entraînements intenses et les séances de transpiration interminables, et découvrez des exercices faciles et amusants qui vous permettront de rester actif sans vous épuiser. Après tout, pourquoi se donner trop de mal quand on peut garder la forme sans trop d'efforts ?

Dans ce chapitre, nous vous montrerons comment concilier paresse et santé, en vous présentant des astuces simples et amusantes pour prendre soin de vous tout en satisfaisant votre envie de paresse. Préparez-vous à vous dorloter et à vous chouchouter, car la paresse peut aussi être bénéfique pour votre bien-être.

En fait le mieux, c'est la sieste et manger 

2. Quelles sont les recettes express pour les paresseux dans la cuisine paresseuse ?

Dans la cuisine paresseuse, nous avons quelques recettes express qui sont parfaites pour les ours affamés en quête de délicieux repas sans trop d'efforts. Voici quelques-unes de ces recettes :

1. Omelette minute :

Battez quelques œufs dans un bol, ajoutez-y vos ingrédients préférés comme des légumes, du fromage ou du jambon, puis faites cuire le tout dans une poêle antiadhésive pendant quelques minutes. Et voilà, une omelette savoureuse prête à être dégustée en un rien de temps !

2. Pâtes express :

Faites bouillir de l'eau dans une casserole et ajoutez-y vos pâtes préférées. Laissez cuire pendant le temps indiqué sur le paquet, égouttez-les, puis mélangez-les avec une sauce toute prête de votre choix. Et voilà, un repas simple et délicieux en un clin d'œil !

3. Sandwich gourmand :

 Prenez deux tranches de pain, tartinez-les de votre
sauce favorite (mayonnaise, moutarde, pesto, etc.), puis
ajoutez-y vos garnitures préférées comme du jambon,
du fromage, des légumes frais, etc. Refermez le
sandwich et dégustez-le immédiatement. Un déjeuner
rapide et satisfaisant !

4. Salade express :

Mélangez quelques feuilles de salade avec vos légumes
préférés (tomates, concombres, avocats, etc.). Ajoutez-y
une vinaigrette toute prête ou un filet d'huile d'olive et de
vinaigre balsamique. Vous pouvez également ajouter
des protéines comme du poulet grillé ou des crevettes.
Une salade fraîche et légère prête en quelques minutes
!

5. Smoothie rapide :

Dans un mixeur, ajoutez des fruits frais ou surgelés de
votre choix, un peu de yaourt ou de lait, et une touche
de miel ou de sirop d'érable pour sucrer le tout. Mixez le
tout jusqu'à obtenir une consistance lisse et crémeuse.

Vous voilà avec un délicieux smoothie rafraîchissant en un rien de temps !

Ces recettes express sont parfaites pour les paresseux qui veulent se régaler sans passer des heures en cuisine. Alors, laissez parler votre appétit et préparez-vous à déguster des repas rapides et savoureux !

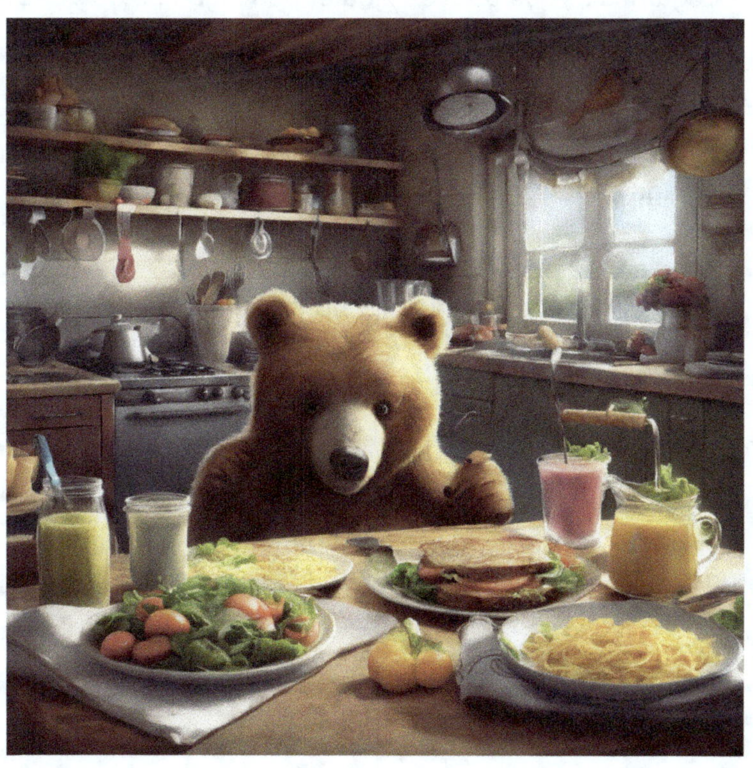

Quels sont les ingrédients nécessaires pour préparer une omelette minute ?

Pour préparer une omelette minute, voici les ingrédients dont vous aurez besoin :

- Œufs : 2 à 3 œufs, selon la taille de l'omelette que vous souhaitez.
- Légumes : Vous pouvez ajouter des légumes de votre choix, tels que des oignons, des poivrons, des champignons, des épinards, des tomates, etc.
- Fromage : Pour ajouter de la saveur, vous pouvez incorporer du fromage râpé ou en cubes, comme du fromage cheddar, du fromage suisse, du fromage feta, etc.
- Assaisonnement : Sel, poivre et autres assaisonnements selon votre goût, comme du persil, de l'origan, du basilic, etc.
- Matière grasse : Vous pouvez utiliser du beurre ou de l'huile pour graisser la poêle et éviter que l'omelette ne colle.

Ces ingrédients de base vous permettront de préparer une délicieuse omelette minute. N'hésitez pas à personnaliser votre omelette en ajoutant d'autres ingrédients selon vos préférences. Bon appétit !

Chapitre 7 : Les Témoignages d'Ours

Dans ce chapitre, nous allons explorer les histoires vraies de paresse réussie ainsi que les conseils et astuces de paresseux professionnels. Vous découvrirez comment ces ours ont maîtrisé l'art de la paresse et ont réussi à mener une vie détendue et épanouissante.

Préparez-vous à être inspiré par ces récits et à apprendre quelques astuces pour intégrer la paresse dans votre quotidien !

1. L'histoire de Léon, l'ours artiste

Léon est un ours talentueux qui a découvert que la paresse pouvait être une source d'inspiration. Au lieu de se précipiter pour créer, il a appris à prendre son temps et à observer le monde qui l'entoure.

Grâce à sa paresse artistique, Léon a créé des œuvres magnifiques qui capturent la beauté et la tranquillité de la nature.

Conseil de Léon : Prenez le temps d'observer et d'apprécier votre environnement. La paresse peut stimuler votre créativité et vous permettre de voir les choses sous un nouvel angle.

2. Les conseils de Sophie, l'ours gourmande

Sophie est une ourse qui a trouvé le bonheur dans la paresse culinaire. Elle a découvert que la paresse peut être délicieuse en cuisinant des plats simples et savoureux.

Sophie partage ses recettes faciles à préparer et ses astuces pour profiter de repas délicieux sans passer des heures en cuisine.

Astuce de Sophie : Simplifiez vos recettes en utilisant des ingrédients de qualité et en privilégiant les saveurs naturelles. La paresse peut vous permettre de savourer des repas délicieux sans vous compliquer la vie.

3. Les conseils pratiques de Max, l'ours organisé

Max est un ourson qui a réussi à concilier paresse et productivité grâce à son approche organisée. Il partage ses astuces pour accomplir les tâches essentielles avec efficacité tout en préservant des moments de détente et de repos.

Conseil de Max : Planifiez vos journées en identifiant les tâches les plus importantes, mais n'oubliez pas de vous accorder des pauses régulières. La paresse peut être un moteur de productivité si vous l'abordez de manière organisée.

4. Les aventures de Lola, l'ourse voyageuse

Lola est une ourse qui a fait de la paresse son mode de vie en voyageant à travers le monde. Elle partage ses expériences de voyages relaxants et ses conseils pour profiter pleinement de chaque destination sans se laisser submerger par l'agitation touristique.

Astuce de Lola : Prenez le temps d'explorer chaque endroit à votre rythme. La paresse en voyage peut vous permettre de vous imprégner de l'atmosphère locale et de vivre des expériences authentiques.

Ce chapitre vous invite à découvrir les témoignages inspirants d'ours qui ont embrassé la paresse avec succès. Que vous soyez à la recherche de tranquillité, de simplicité ou d'aventure, ces histoires et conseils vous aideront à intégrer la paresse dans votre vie quotidienne.

N'oubliez pas que la paresse peut être une source de bonheur et d'épanouissement. Alors, laissez-vous inspirer et profitez pleinement de chaque moment de détente !

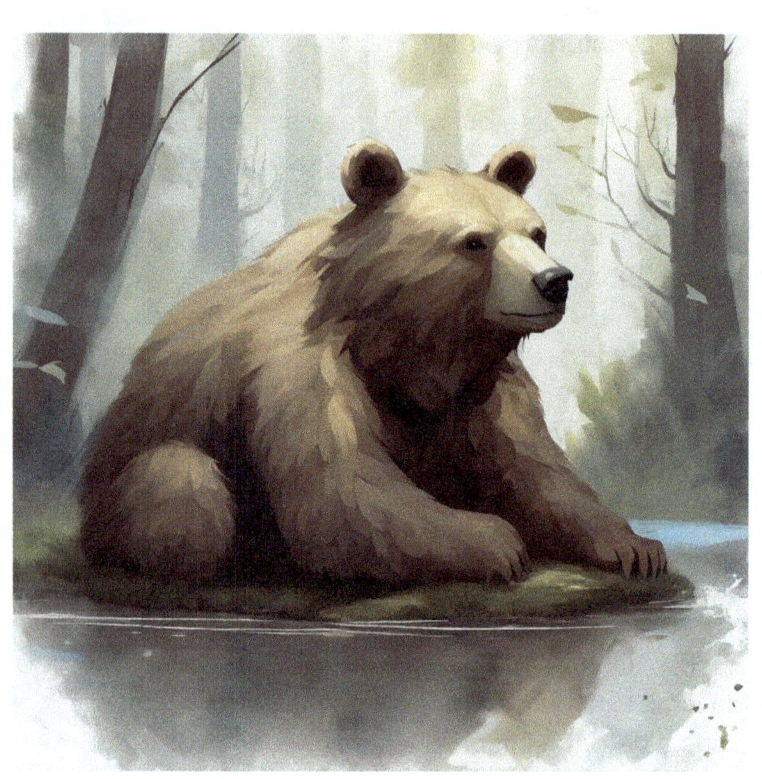

Conclusion

Repenser la paresse :

Vers une vie plus douce et plus sereine

Dans ce dernier chapitre, nous allons approfondir notre réflexion sur la paresse et explorer comment elle peut être un véritable mode de vie. Nous aborderons également les principes du manifeste du paresseux heureux, qui offre un guide pratique pour embrasser la paresse et trouver le bonheur dans la simplicité.

1. Redéfinir la paresse : un acte de résistance

La société moderne nous pousse constamment à être productifs, occupés et toujours en mouvement.

Cependant, en repensant la paresse, nous pouvons la considérer comme un acte de résistance contre cette culture de l'hyperactivité. La paresse devient alors un moyen de prendre du recul, de ralentir et de nous reconnecter avec nous-mêmes.

2. Les bienfaits de la paresse pour notre bien-être

La paresse peut avoir de nombreux bienfaits pour notre bien-être physique et mental. En prenant le temps de nous reposer, nous permettons à notre corps de se régénérer et de se ressourcer.

De plus, la paresse nous permet de réduire le stress, d'améliorer notre créativité et de renforcer nos relations sociales.

3. Les principes du manifeste du paresseux heureux

Le manifeste du paresseux heureux propose un ensemble de principes simples pour intégrer la paresse dans notre vie quotidienne :

- Prioriser le repos : Accordez-vous régulièrement des moments de détente et de repos pour recharger vos batteries.

- Simplifier votre vie : Éliminez les tâches superflues et concentrez-vous sur l'essentiel pour vivre une vie plus simple et plus épanouissante.

- Cultiver la joie de l'instant présent : Apprenez à savourer chaque moment et à être pleinement présent dans toutes les activités que vous entreprenez.

- Créer des espaces de calme : Aménagez des espaces dans votre vie quotidienne où vous pouvez vous retirer et profiter de moments de tranquillité.

- S'autoriser à ne rien faire : Accordez-vous la permission de ne rien faire sans culpabilité, et laissez-vous simplement être.

En adoptant ces principes, vous pourrez expérimenter une vie plus douce, plus sereine et plus épanouissante, où la paresse devient un véritable art de vivre.

Le manifeste du paresseux heureux vous invite à repenser votre relation avec la paresse et à embrasser cette philosophie de vie.

En faisant preuve d'audace et en décidant de ralentir, vous pourrez découvrir une nouvelle approche du bonheur, basée sur la simplicité et le bien-être.

Alors, n'ayez pas peur de vous accorder du temps pour ne rien faire, de vous reposer et de profiter pleinement de chaque instant. La paresse peut être le chemin vers une vie plus équilibrée et épanouissante.

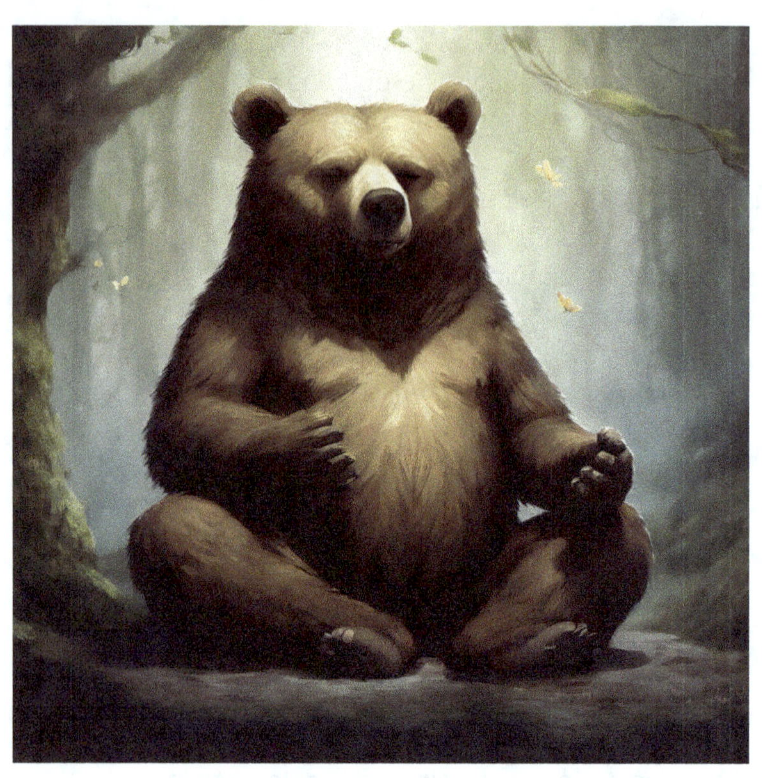

Comment la paresse peut-elle être considérée comme un acte de résistance ?

La paresse peut être considérée comme un acte de résistance car elle remet en question la culture de l'hyperactivité et de la productivité constante qui domine notre société moderne.

Dans un monde où nous sommes constamment sollicités par les exigences du travail, de la technologie et des responsabilités quotidiennes, la paresse devient une forme de rébellion contre cette pression constante.

En choisissant de ralentir, de prendre du recul et de faire preuve de paresse, nous remettons en question l'idée selon laquelle notre valeur est déterminée par notre niveau de productivité.

Nous refusons de nous laisser entraîner dans le rythme effréné de la vie moderne et nous prenons le temps de nous reposer, de réfléchir et de nous recentrer sur nous-mêmes.

La paresse permet de résister à la culture de l'épuisement et du surmenage en nous rappelant que notre bien-être et notre épanouissement ne dépendent pas uniquement de nos réalisations et de notre productivité.

Elle nous encourage à repenser nos priorités, à prendre soin de notre santé physique et mentale, et à trouver un équilibre entre nos responsabilités et notre besoin de repos.

En embrassant la paresse comme un acte de résistance, nous réaffirmons notre droit à une vie équilibrée, où le temps de repos et de détente est aussi important que le temps consacré au travail.

Nous refusons de sacrifier notre bien-être pour répondre aux attentes de la société et nous revendiquons notre droit à vivre une vie plus douce, plus sereine et plus épanouissante.

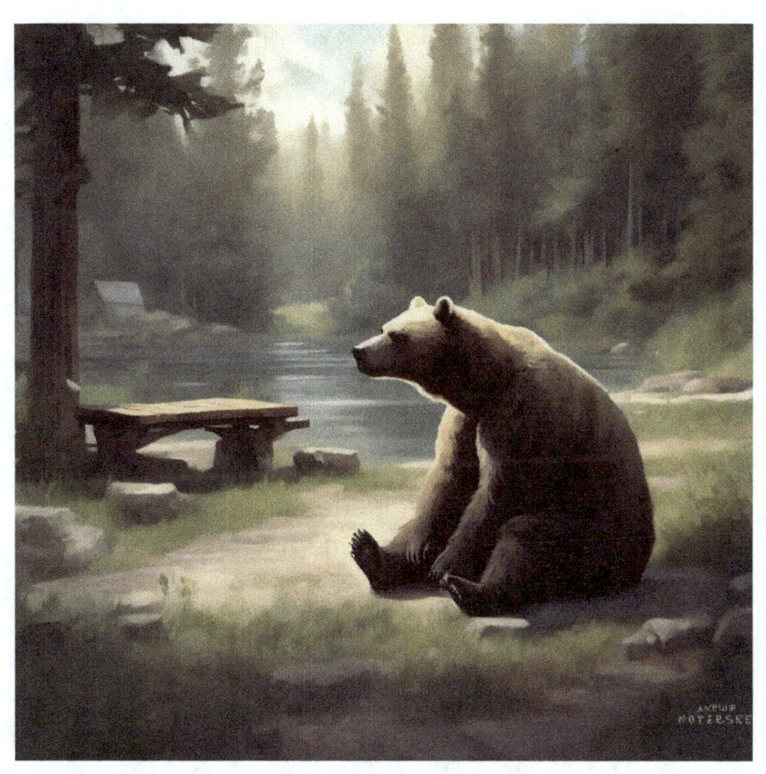

Qu'est-ce que la paresse remet en question dans notre société moderne?

La paresse remet en question plusieurs aspects de notre société moderne :

1. La culture de l'hyperactivité :

Notre société met souvent l'accent sur la productivité et l'efficacité constantes. La paresse remet en question cette idée en soulignant l'importance de prendre du temps pour se reposer, se détendre et se ressourcer. Elle remet en question l'idée que notre valeur est déterminée uniquement par notre niveau de productivité.

2. L'idée de succès basée sur le travail acharné :

Dans notre société, on nous dit souvent que le succès ne peut être atteint qu'à travers un travail acharné et une dévotion totale à nos tâches. La paresse remet en question cette notion en suggérant que le succès ne devrait pas être mesuré uniquement par nos réalisations professionnelles, mais aussi par notre bien-être global et notre satisfaction personnelle.

3. L'épuisement et le surmenage :

La paresse remet en question l'idée selon laquelle nous devons constamment être occupés et surchargés de travail pour être considérés comme "productifs".

Elle nous rappelle que notre santé physique et mentale est tout aussi importante que nos responsabilités professionnelles et qu'il est essentiel de prendre du temps pour se reposer et se ressourcer.

4. Les normes sociales et les attentes :

La paresse remet en question les normes sociales et les attentes qui nous poussent à être constamment occupés et à nous comparer aux autres.

Elle nous encourage à nous affranchir de ces pressions et à suivre notre propre rythme, en écoutant nos besoins individuels plutôt que de nous conformer aux attentes extérieures.

Conclusion

En remettant en question ces aspects de notre société moderne, la paresse nous invite à repenser nos priorités, à réévaluer nos valeurs et à rechercher un équilibre entre le travail, le repos et le bien-être.

Elle nous rappelle que la vie ne se résume pas à une liste de tâches accomplies, mais qu'elle est aussi faite de moments de joie, de détente et de connexion avec nous-mêmes et avec les autres.

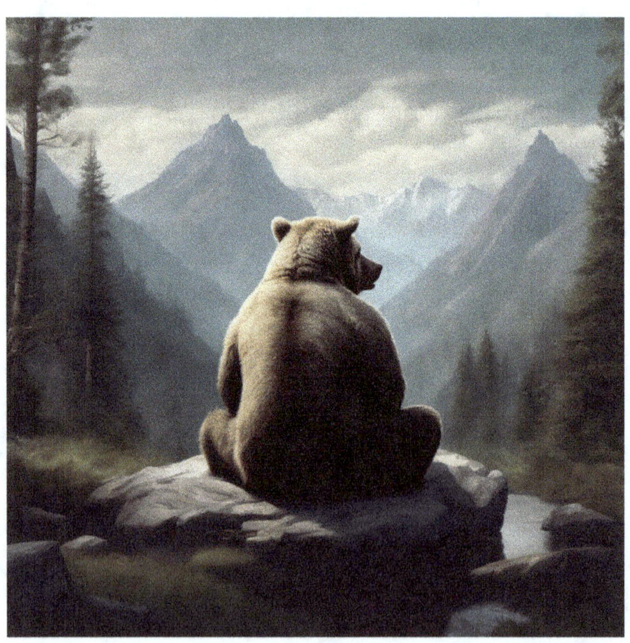

Voici quelques annexes qui pourraient vous intéresser :

Citations célèbres sur la paresse :

- "La paresse est mère de tous les vices, mais elle est aussi la mère de toutes les vertus." - Anatole France

- "La paresse, c'est se lever tôt pour avoir plus de temps pour ne rien faire." - Tristan Bernard

- "La paresse est la mère de la philosophie." - Thomas Hobbes

- "La paresse est la mère de tous les vices, mais l'ennui est le père de toutes les vertus." - Jean-Paul Sartre

- "La paresse est le commencement de tous les vices, mais elle est aussi le commencement de toutes les vertus." - Honoré de Balzac

-"Je choisirai une personne paresseuse pour accomplir un travail difficile car cette personne trouvera un moyen facile de le faire." - Bill Gates

Livres recommandés pour les paresseux :

- "L'art de la paresse" de Corinne Maier : Ce livre explore les bienfaits de la paresse et propose des conseils pour embrasser un mode de vie plus détendu.

- "L'art de la sieste" de Thierry Paquot : Un ouvrage qui célèbre l'art de la sieste et explique les bénéfices qu'elle peut apporter à notre bien-être.

- "La civilisation de l'oisiveté" de Bertrand Russell : Dans ce livre, l'auteur explore la valeur de l'oisiveté dans une société obsédée par le travail et propose une réflexion sur la notion de temps libre.

Films recommandés pour les paresseux :

- "The Big Lebowski" réalisé par Joel Coen : Ce film culte raconte l'histoire d'un homme paresseux, The Dude, qui préfère boire des White Russian et jouer au bowling plutôt que de travailler.

- "Ferris Bueller's Day Off" réalisé par John Hughes : Un film léger et divertissant sur un adolescent qui décide de s'accorder une journée de congé scolaire pour profiter de la vie.

- "Les Vacances de Monsieur Hulot" réalisé par Jacques Tati : Ce classique du cinéma français met en scène les aventures d'un homme paresseux en vacances, dépeignant avec humour les absurdités de la société moderne.

Ressources en ligne pour les paresseux modernes :

- Le blog "The Art of Doing Nothing" : Ce blog propose des articles, des conseils et des ressources pour apprendre à ralentir, se détendre et profiter de la paresse.

- L'application "Calm" : Cette application offre une variété de méditations guidées, de sons apaisants et d'histoires relaxantes pour vous aider à vous détendre et à trouver un moment de calme.

- Le podcast "The Lazy Genius" : Ce podcast explore des stratégies pour simplifier votre vie, prendre des décisions éclairées et trouver un équilibre entre l'efficacité et la détente.

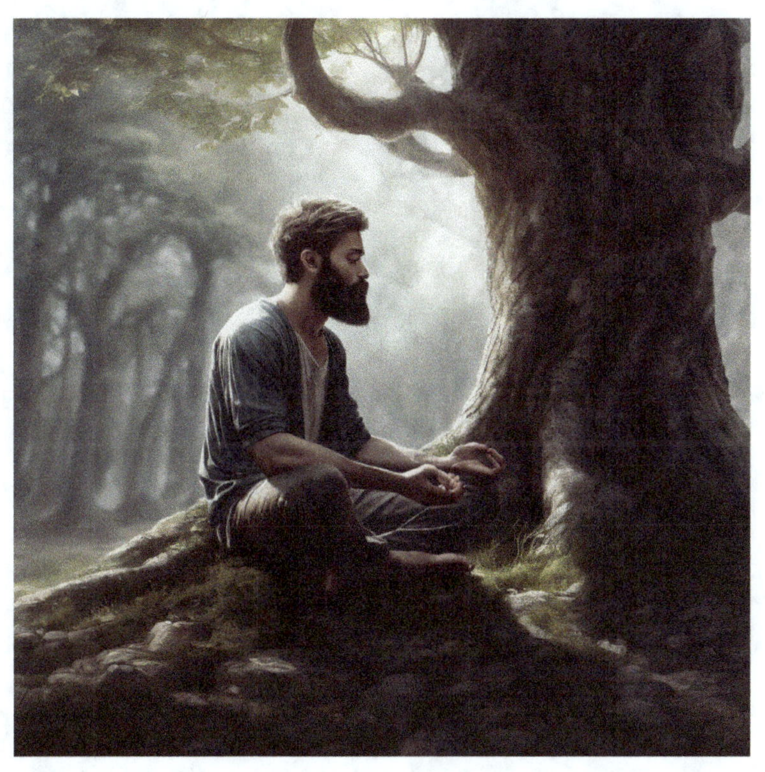

Tu as déjà fini

Mais ça va trop vite pour moi

Je vais me recoucher

Car je m'en fous
Je suis un ours 🤣🤣

Une sieste s'impose

Prendre le temps de prendre son temps et du bon temps, maintenant

Comprends tu ?

Non

Bon alors

Prendre le temps de prendre son temps et du bon temps est une expression qui invite à ralentir, à profiter de l'instant présent et à savourer les plaisirs de la vie.

Dans notre société moderne, nous sommes souvent pris dans une course effrénée, constamment occupés par nos responsabilités et nos obligations. Nous nous sentons parfois dépassés par le rythme effréné de la vie quotidienne. Prendre le temps de prendre son temps signifie faire une pause, ralentir et accorder de l'importance à chaque moment.

Cela implique de se déconnecter des distractions, de se libérer des contraintes de temps et de se concentrer sur ce qui est vraiment important pour nous. Cela peut être aussi simple que de passer du temps avec nos proches, de pratiquer une activité qui nous passionne, de se plonger dans un bon livre ou de se promener dans la nature.

Prendre du bon temps va au-delà de simplement se détendre. **Cela signifie se donner la permission de se faire plaisir, de s'offrir des moments de joie et de bonheur.**

Cela peut être savourer un bon repas, écouter de la musique, regarder un film, voyager, pratiquer un hobby ou simplement se laisser aller à la spontanéité et à la légèreté.

En prenant le temps de prendre son temps et du bon temps, nous nous offrons l'opportunité de recharger nos batteries, de nourrir notre bien-être émotionnel et de cultiver notre épanouissement personnel.

C'est une façon de se reconnecter avec nous-mêmes, de trouver un équilibre et de cultiver un sentiment de plénitude dans notre vie quotidienne.

Alors, n'hésitons pas à ralentir, à nous accorder des moments de détente et à savourer chaque instant. Car après tout, la vie est trop courte pour ne pas prendre le temps de prendre son temps et du bon temps maintenant.

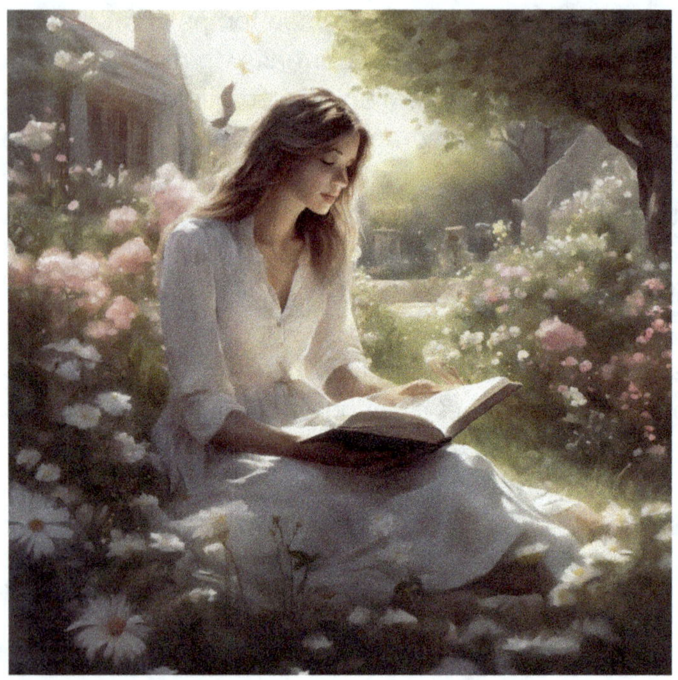

Il existe de nombreuses activités que l'on peut faire pour prendre du bon temps et se détendre. Voici quelques idées :

1. Se promener dans la nature :

Prendre une pause dans la nature peut être extrêmement apaisant. Que ce soit une randonnée en montagne, une promenade au bord de la mer ou une simple balade dans un parc, cela permet de se ressourcer et de se reconnecter avec la beauté de notre environnement.

2. Pratiquer une activité physique :

Faire de l'exercice est non seulement bon pour notre
santé physique, mais aussi pour notre bien-être mental.
Que ce soit une séance de yoga, une session de course
à pied, une séance de danse ou une partie de sport
avec des amis, l'activité physique libère des
endorphines et nous procure une sensation de
bien-être.

3. Lire un livre :

Plonger dans un bon livre est une excellente façon de
s'évader et de se détendre. Que ce soit de la fiction, de
la non-fiction, un roman ou un essai, la lecture nous
permet de nous évader dans un autre monde et de
nourrir notre esprit.

4. Regarder un film ou une série :

Se détendre en regardant un film ou une série est un
moyen populaire de prendre du bon temps. Choisissez
un film qui vous intéresse ou une série qui vous
passionne, installez-vous confortablement et
laissez-vous emporter par l'histoire.

5. Passer du temps avec des amis et des proches :

Rien ne vaut une bonne compagnie pour se détendre et prendre du bon temps. Organisez un dîner entre amis, une soirée jeux de société, une sortie au cinéma ou simplement une discussion autour d'une tasse de café. Les moments partagés avec nos proches sont précieux et nourrissants.

6. Pratiquer une activité créative :

Que ce soit la peinture, le dessin, la musique, la danse ou l'écriture, les activités créatives sont un excellent moyen de s'exprimer et de se détendre. Laissez libre cours à votre imagination et explorez votre côté artistique.

7. Méditer ou pratiquer la pleine conscience :

Prendre le temps de se recentrer et de se détendre mentalement est essentiel pour notre bien-être. La méditation et la pleine conscience sont des pratiques qui nous aident à être présents dans l'instant présent, à calmer notre esprit et à cultiver un sentiment de calme intérieur.

Ce ne sont là que quelques exemples parmi tant
d'autres. L'essentiel est de trouver des activités qui vous
plaisent et qui vous permettent de vous détendre et de
profiter du moment présent. Prenez le temps de prendre
du bon temps et accordez-vous ces moments de plaisir
et de bien-être dans votre vie quotidienne.

Méditation guidée

Permettez-moi de vous présenter une méditation guidée
qui vous aidera à lâcher prise, à vous détendre et à
prendre votre temps de manière délibérée. Lorsque
nous prenons conscience de l'importance de ralentir,
nous créons un espace pour embrasser le bonheur de
la paresse et cultiver une profonde détente.

Prenez maintenant quelques instants pour vous installer
confortablement, en prenant soin de trouver une
position qui vous permettra de vous détendre
pleinement.

Fermez doucement les yeux et commencez par prendre
une profonde inspiration, en remplissant vos poumons
d'air frais et en expirant lentement pour libérer toutes les
tensions accumulées.

Ressentez votre corps se détendre progressivement, en laissant aller toutes les préoccupations et les soucis du quotidien.

Alors que vous vous installez dans cet état de calme et de relaxation, rappelez-vous que l'art de lâcher prise est essentiel pour notre bien-être mental et émotionnel. Il est important de reconnaître que nous ne pouvons pas tout contrôler et que parfois, il est bénéfique de laisser les choses suivre leur cours naturel.

En embrassant cette idée, nous permettons à notre esprit de se libérer du poids des attentes et de la pression, créant ainsi un espace pour la tranquillité et la joie.

Imaginez-vous maintenant entouré(e) d'une douce lumière qui vous enveloppe, vous apportant chaleur et réconfort. Visualisez cette lumière pénétrer votre corps, détendant chaque muscle et chaque fibre de votre être.

Ressentez une vague de détente se propager à travers vous, vous permettant de vous libérer de toutes les tensions accumulées.

Laissez votre esprit vagabonder librement, sans jugement ni contrôle. Autorisez-vous à savourer chaque moment, en vous abandonnant à la délicieuse lenteur de l'instant présent.

Prenez conscience de chaque sensation, chaque son, chaque souffle, en vous laissant bercer par le rythme apaisant de votre respiration.

Dans ce moment de plénitude, rappelez-vous que la paresse, lorsqu'elle est pratiquée consciemment, peut être une source de bonheur et de bien-être.

Permettez-vous de savourer la douceur de ne rien faire, de vous offrir des moments de repos et de relaxation profonde. Accordez-vous le temps nécessaire pour vous ressourcer et vous reconnecter avec vous-même.

Alors que vous continuez à vous détendre, imaginez-vous dans un lieu qui évoque un sentiment de paix et de sérénité.

Que ce soit une plage paisible, une forêt luxuriante ou un jardin enchanté, laissez votre imagination vous transporter vers cet endroit où vous pouvez vous abandonner à la lenteur et à la tranquillité.

Restez dans cette bulle de détente et de lâcher prise aussi longtemps que vous le souhaitez. Sentez-vous libre d'y revenir aussi souvent que nécessaire pour vous ressourcer et vous recentrer.

Prenez soin de vous et accordez-vous ces moments précieux de détente et de bonheur dans votre vie.

Souvenez-vous toujours que le bonheur de la paresse est une invitation à savourer la vie avec légèreté et à prendre soin de vous-même.

Profitez de ces instants de lenteur et de relaxation pour cultiver un état d'esprit calme et serein, et pour vous reconnecter avec votre essence profonde.

Je vous envoie des ondes de détente et de bonheur, et je vous encourage à intégrer cette méditation guidée dans votre routine quotidienne pour nourrir votre bien-être intérieur.

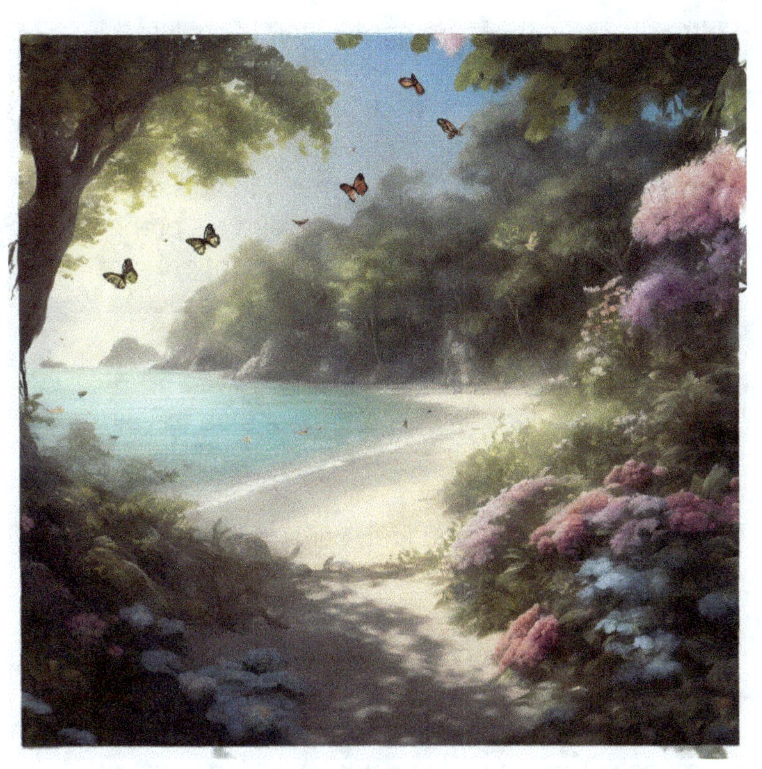

Lettre que tu veux écrire après avoir lu ce livre

"Je prends ma retraite : maintenant, je suis en vacances pour le reste de ma vie ! Je vais prendre le temps de vivre et de savourer le moment présent"

Chers amis, collègues et compagnons de travail,

Aujourd'hui est un grand jour, car je prends ma retraite ! Du haut de mes (*indique ton âge*) Je peux enfin dire au revoir aux réunions interminables, aux e-mails qui s'accumulent et aux cafetières vides.

Je suis enfin libre comme l'air ! Je vais passer mes journées à faire ce que je veux, quand je veux, et surtout, ne rien faire du tout !

Je vais commencer par me réveiller sans alarme, en laissant mes rêves me guider vers un monde où les responsabilités n'existent pas. Je vais savourer chaque gorgée de mon café du matin sans me soucier de devoir me précipiter au bureau.

Je vais prendre mon temps pour lire le journal, mais surtout mes bandes dessinées, bien sûr. **Qui a besoin de nouvelles sérieuses quand on est à la retraite ?**

Je vais explorer de nouveaux horizons, comme le canapé du salon et le hamac dans le jardin. Je vais devenir un expert en sieste et en farniente, avec une maîtrise parfaite de l'art de ne rien faire.

Je vais passer des heures à observer les nuages, à écouter les oiseaux chanter et à regarder les fourmis faire leur travail.

Finalement, je serai un retraité paresseux actif !

Je vais enfin profiter de toutes les activités que j'ai toujours voulu faire, mais que je n'ai jamais eu le temps de réaliser.

Je vais apprendre à jouer du ukulélé, à cuisiner des recettes exotiques et à danser comme si personne ne regardait (parce que personne ne le fera, de toute façon). Je vais peut-être même me lancer dans une carrière de cascadeur canapé ou d'expert en dégustation de glaces. Les possibilités sont infinies quand on est en vacances pour la vie !

Et bien sûr, je vais voyager ! Je vais parcourir le monde avec mon sac à dos rempli de chaussettes, de maillots de bain et de crème solaire.

Je vais découvrir de nouveaux endroits, goûter des nouveaux plats et me perdre dans des ruelles pittoresques.

Je vais prendre des selfies ridicules devant des monuments célèbres et envoyer des cartes postales à ceux qui sont encore coincés dans la "vraie vie".

Alors voilà, mes chers amis, ma nouvelle vie de retraité est officiellement lancée. Je suis prêt à prendre le temps de vivre, à savourer le moment présent et à profiter de chaque instant de cette nouvelle aventure.

Je vous invite à me rejoindre dans cette quête du bonheur sans limite, où les seules contraintes sont celles que nous nous imposons.

Et rappelez-vous, la retraite, c'est comme être en vacances tous les jours. Alors à partir de maintenant, je serai officiellement en congé permanent. Si vous avez besoin de moi, je serai sur une plage tropicale, en train de siroter un cocktail coloré et de rire de toutes les fois où nous pensions que le travail était important.

À bientôt, mes chers amis, et n'oubliez pas de prendre le temps de vivre et de savourer le moment présent, que vous soyez en retraite ou non !

Amicalement,

Un ours joyeux

Votre poète spirituel

Victor Soleil ☀️

Et rappelez vous

On ne gagne pas sa vie à être sérieux on l'a perd disait
le Joker 🃏

Et on est jamais déçu d'une sieste

Alors
Va te recoucher ce livre t'a épuisé

Rendors toi

Et fais de beaux rêves

Partie 2

Il est temps d'être sérieux

On va parler sommeil

Bonjour, comme vous, j'aime bien dormir ! Mais parfois, même moi, je trouve qu'il est difficile de trouver le sommeil. Alors, j'ai décidé de partager avec vous mes secrets pour un sommeil profond et réparateur. Installez-vous confortablement dans votre tanière et suivez-moi !"

Bon la partie 2

Dans le tome 2

Demandé à chat gpt-4o de faire ce livre m'a fatigué

Il est temps de faire Une petite pause

Merci a chat gpt-4o pour son aide

Ça me permet de prendre du temps pour moi

Tu devrais en faire autant

Maintenant

Va te balader dans les bois

....

Que c'est bon de ne rien faire en conscience

Mes conseils simple pour faire un bon dodo

Va chaque jour à la recherche du soleil et si tu ne peux
pas aller dehors va dedans, méditation.

donc du soleil la vitamine d pour dire à ta glande pinéale
de sécurité la mélatonine et la dopamine responsable
des hormones du sommeil et du bien-être

La meilleure façon de bien dormir est de méditer car
avec une méditation régulière la vie devient plus légère

Et quand tu perds ton humour tu perds tout

Ne dit-on pas que la vie est belle pour un ours car
quand quelqu'un l'embête il le mange, pas besoin de se
raser et pas besoin de travailler.

En conscience ;

pour chaque problème de ton existence, c'est toujours
un manque d'amour de soi et un manque de temps alors
faut prendre le temps de prendre son temps et du bon
temps maintenant pour s'aimer

Une pause s'impose

Viens on médite

pour apprendre à s'aimer, s'accepter, se pardonner
Se libérer de nos prisons mentales…

y'a pas de gens parfaits, il n'y a pas d'endroits parfaits,
 il n'y a pas de moment parfait…

C'est toujours le bon moment pour aimer la vie, se faire
du bien, se détendre, se relaxer…

le bonheur c'est pouvoir s'endormir le soir sans regret,
sans remords, poser sa tête contre l'oreiller sans
préoccupations sans angoisse du lendemain…

alors tu veux apprendre à méditer ?

réserve une séance de coaching avec moi !!

et devient un amoureux de la vie

Aujourd'hui, il pleut des miracles

Le secret : tu es ce miracle

mes livres spirituels sont là pour t'aider à trouver l'amour
de soi la paix intérieure, la tranquillité d'esprit, la joie de
vivre en conscience, le bien-être, le bonheur et le lâcher
prise qui sont les vraies richesses

À bientôt pour le Tome 2

Et

Sur TikTok pour de nouvelles vidéos

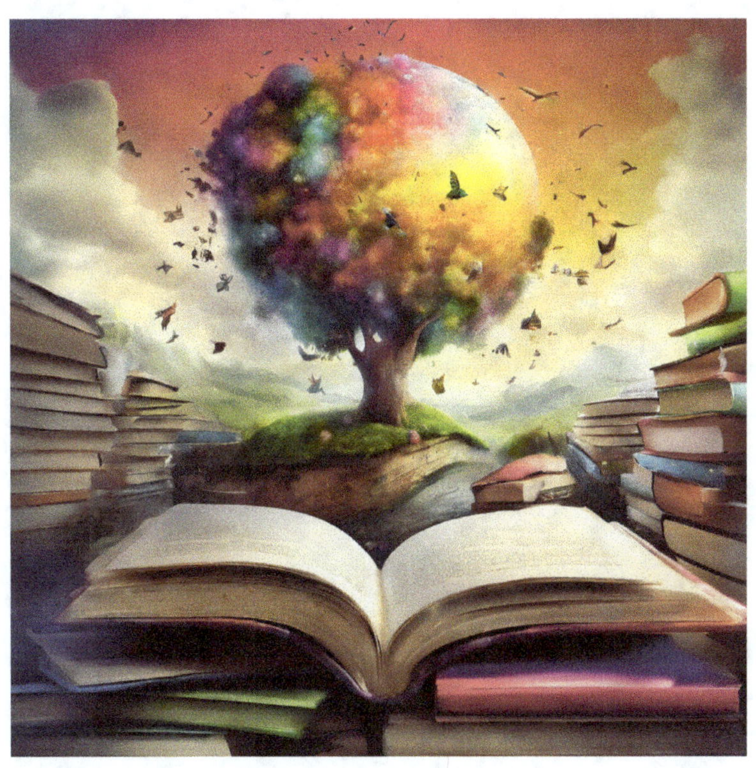

Namaste 🌟

Vivre, Aimer sans conscience n'est que ruine de l'âme

Prends soin de toi